AF299441

LE DEVOIR

LE ROLE DU PHARMACIEN

DANS LA

SOCIÉTÉ FRANÇAISE

A la fin du XVIe et au commencement du XVIIe siècle.

PAR

ÉMILE GILBERT

PHARMACIEN
OFFICIER D'ACADÉMIE
LAURÉAT DES SOCIÉTÉS DE PHARMACIE DE FRANCE (1876)
DU COMITÉ MÉDICAL DE MARSEILLE (1880)
(MENTION HONORABLE)
DE L'INSTITUT, ACADÉMIE DES SCIENCES (1881)
(PRIX BARBIER)

PARIS

IMPRIMERIE V⁰ RENOU, MAULDE ET COCK
144, RUE DE RIVOLI, 144.

1883

PUBLICATIONS DU MÊME AUTEUR

1868. — **Essai historique sur les Poisons**, suivi d'une esquisse sur la pharmacie au moyen-âge depuis la période arabe ; in-8° de 300 pages.

1869. — **Passe-temps historique et scientifique ;** in-8°, 318 pages, contenant :
- 1° Histoire des Vins, de la Bière, de l'Hydromel dans l'antiquité ;
- 2° L'alchimiste Basile Valentin ;
- 3° Le feu grégeois ; Étude historique et critique ;
- 4° Notes pour servir à l'étude de la chimie organique dans l'antiquité.

1875. — **Les Moines au moyen-âge**; leur influence sur l'étude des sciences chimiques, naturelles et pharmaceutiques ; in-8?, 296 pages.

1876. — **Coup-d'œil sur les Poisons et les Sciences occultes,** depuis l'antiquité jusqu'au XVIIe siècle (mémoire couronné au concours du Congrès des Sociétés de pharmacie de France ; — Clermont-Ferrand, août 1876).

1878. — **Les Sorciers en Bourbonnais,** avec l'origine de la sorcellerie druidique dans le département; in-8° de 87 pages.

1880. — **Philtres, Charmes, Poisons** (antiquité, moyen-âge, renaissance et temps modernes); grand in-8° de 81 pages. — Ouvrage couronné par l'Institut (Académie des sciences) Prix Barbier 1881.

1880. — **Diètes extraordinaires** (mémoire en collaboration du journal l'*Union Pharmaceutique*).

1881. — **Les Kakims et Droguistes persans** (mémoire en collaboration du journal l'*Union Pharmaceutique*).

1881. — **Essai historique sur les Talismans,** depuis l'antiquité jusqu'à nos jours (suite d'études complétant les Philtres); grand in-8° de 90 pages.

1882. — **Études Agricoles sur l'Ancienne Rome,** grand in-8° de 31 pages.

1883 — **Le Nitre et ses propriétés fertilisantes,** grand in-8° de 60 pages.

À Monsieur EUSÈBE FERRAND

PHARMACIEN DE PREMIÈRE CLASSE,
EX-PRÉSIDENT DE LA SOCIÉTÉ DE PRÉVOYANCE DES PHARMACIENS
DE LA SEINE,
OFFICIER D'ACADÉMIE

En vous offrant ce petit travail, mon cher ami, je m'acquitte d'une dette de reconnaissance que l'amitié m'a toujours fait considérer comme une agréable satisfaction.

Acceptez-en avec bienveillance le bien faible témoignage ; s'il n'est pas brillant, il est du moins sincère.

ÉMILE GILBERT.

LE DEVOIR

LE ROLE DU PHARMACIEN

DANS LA SOCIÉTÉ FRANÇAISE

A la fin du XVIᵉ et au commencement du XVIIᵉ siècle.

CHAPITRE PREMIER

Les changements qui s'opèrent d'un siècle à l'autre amènent des observations souvent remplies d'intérêt.

Si tout ce qui est nouveau est beau (suivant le vieux dicton populaire), tout ce qui est ancien aussi n'est souvent pas non plus dépourvu de charmes.

On aime donc à penser que notre siècle, qui a déjà vu s'accomplir tant de progrès, en même temps tant de transformations, ne poussera pas l'ingratitude jusqu'à oublier ses aînés dans la carrière.

C'est leur rendre hommage, que de reconnaître avec quelle intelligence ils ont été les fondateurs de l'édifice qui, agrandi toutefois et modernisé aujourd'hui, reste toujours debout, comme le témoignage éclatant de leurs travaux et de leur opiniâtre volonté.

Engageons-nous donc alors dans une expédition rétrospective, ou mieux encore, supposons-nous les spectateurs d'une féerie, et par un brusque changement de décor, transportés à la fin de la Renaissance, époque à laquelle l'ancienne pharmacie semble décidée à sortir des langes de sa longue enfance.

Notre curiosité serait vivement excitée, si, pharmaciens du XIXᵉ siècle, nous pouvions jeter un rapide coup d'œil sur les officines de nos ancêtres dans la profession, et visiter avec intérêt ces humbles *bouctiques* qui furent le berceau de notre art.

Habitués, sinon au luxe, mais tout au moins à un élégant confort, notre surprise serait grande, en présence de ces établissements, demeurant ouverts dans toute la largeur de l'ogive qui encadrait leur devanture.

Là, plusieurs réchauds posés sur le sol opèrent la coction des préparations officinales, tandis que d'énormes mortiers de fonte, placés aux angles extérieurs de l'officine, sont employés à réduire en poudre les substances, ou à leur faire subir les mélanges prescrits.

Cependant, en confrères bien élevés, nous ne voudrions pas pousser plus loin notre indiscrète et instructive visite, sans venir exprimer l'assurance de notre respect au vénérable apothicaire, gravement assis derrière un énorme comptoir, occupant le *côté dextre* de la boutique.

Après les politesses d'usage, et la permission du maître de céans, sûrement et obligeamment accordée, notre bien légitime curiosité pourrait suivre son cours.

Comme aujourd'hui, nous observerions les drogues placées sur des planches étagées, mais au lieu d'y rencontrer des bocaux de cristal, des vases de fine porcelaine, et des étiquettes dorées, nos regards seraient désagréablement surpris à l'aspect d'espèces d'amphores en terre cuite, et de petits casiers en bois blanc, étiquetés d'après le formulaire de Galien, ou celui de Mésué, dont l'image décore les panneaux extérieurs de la devanture.

Une niche d'honneur, pratiquée au fond de la boutique, est occupée, soit par la statue du Rédempteur, soit par celle de Saint-Christophe ou de Saint-Côme et de la Vierge. — Or, soit dit en passant, que plus tard, au moment de la réforme, les apothicaires calvinistes y placèrent la statue de Mercure, au grand scandale des catholiques romains.

Dans cette inspection tout historique, nous constaterions que la contenance des officines variait selon les systèmes médicaux alors en vigueur; et en admettant que nous soyons à l'époque où Paracelse et ses disciples y introduisirent une quantité de préparations nouvelles, nous compterions parmi leur nombre : le *régule et beurre d'antimoine*, le *précipité rouge*, l'*alcali volatil*, le *foie de soufre*, le *bismuth*, l'*acide nitrique*, l'*acide muriatique*, l'*éther sulfurique*, l'*étain associé à divers drastiques*. Mais, en exaltant sans raison la vertu des *os de lièvre*, de *la nacre de perles*, *du corail*, etc., les paracelsistes fascinèrent l'imagination par les noms pompeux dont ils entourèrent leur matière médicale. — Aussi, pour satisfaire les exigences et le goût du public, les apothicaires du temps devaient-ils en être munis. — Autre genre de spécialités merveilleuses, dont la sorcellerie et l'empirisme se chargeaient de faire la réclame ! — Toutefois, l'usage du mercure essayé avec une excessive réserve se popularisa.

Pendant près d'un siècle, l'antimoine, décoré du titre de panacée, règne en souverain.

Après les substances minérales, nous passerions en revue les médicaments végétaux exotiques. Là, nous verrions que ni le *baume de Judée*, ni l'*aloès*, ni le *sang-dragon*, n'existaient dans aucune officine; l'opium ne s'y rencontrait jamais pur, on ne savait d'où venaient l'ambre gris et le musc; les citrons y étaient excessivement rares. —Aussi l'apothicaire lui-même nous aurait-il assuré : *qu'à grand'peine on trouve en France quatre citrons pour ung escu d'or*; *la livre de syrop de citrons cousteroit plus de cinq escus, ajoutant ensuite, que personne, si n'extoit prince ou bien gros seigneur, n'en vouldrait user* (1).

Là, pourrait se terminer notre visite, et tout en nous retirant de l'officine, charmés de l'accueil qui nous aurait été fait, nous rapporterions, comme souvenir de sympathie courtoise, le petit paquet traditionnel de *sel* et de *verveine*, donné en témoignage d'estime réciproque et de bonne fraternité.

Tel est le tableau que nous aurait offert le temps passé, déjà si loin de nous, et que nous aimons pourtant à faire revivre.

Le parallèle que l'on établit aujourd'hui avec la situation actuelle de la pharmacie nous montre combien le progrès accompli est grand, et combien aussi nous devons de reconnaissance aux savants, qui, en en faisant une science universellement reconnue par ses bienfaits, l'ont élevée à un niveau digne de leurs travaux et de leur persévérance.

En effet, à ces primitives époques, les incertitudes sur la propriété des drogues, sur leurs provenances, furent autant de causes de fraudes et d'erreurs : deux fléaux nuisibles à l'humanité.

Aussi, de combien d'obstacles invincibles et de tâtonnements était jonchée la route que poursuivait, pour arriver à un but sérieux, la science pharmaceutique.

Autrefois, tout comme aujourd'hui, hélas ! les limites de la légalité étaient bien souvent dépassées. — Avant que l'action tutélaire des universités, des parlements, des magistrats municipaux, introduisît petit à petit un meilleur état de choses, on vit, aussi bien chez les apothicaires que chez les médecins, une série de flagrants abus.

Les premiers osaient débiter des remèdes sans ordonnances médicales, et, *horribile dictu*, poussaient même l'audace jusqu'à donner des consultations au nez et à la barbe des médecins !

Sacrilège et crime de lèse-médecine qui, plus d'une fois, furent la cause de *virulentes diatribes*, publiées contre les apothicaires.

Qualifiés du titre détestable d'*ennemis de Dieu*, et de *véritables*

______

(1) Le sirop de *Limon* ne prit naissance qu'en 1569, dans les provinces méridionales.

homicides, ne reculant pas devant un mensonge, et devant l'emploi d'une mauvaise drogue, ceux-ci n'hésitaient point non plus à reprocher aux médecins d'être des *empiriques sans latin ni grammaire*, ayant l'*exagération de prétentions au savoir, et non exempts de fraudes et d'avarice.*

Si les médecins avaient la première manche, les apothicaires, comme on le voit, n'hésitaient pas à leur en tailler une seconde !

Ce concert de si affables aménités, publié sur tous les tons, ce pugilat satirique et moral, dans lequel on assistait à l'antique et risible comédie des *apothicaires, chirurgiens, barbiers et médecins, se postposant l'un l'autre*, ne cessa, d'une façon apparente, que lorsque Dame loi leur eût solennellement dit :

« Mettez bas vos cagoulets et rapières, mes maîtres. Voire !
« vous me semblez bohêmes et routiers. »

Le manteau déposé, l'art renaquit. Les conditions d'admission à la maîtrise pharmaceutique devinrent plus sévères. — La durée des études fut fixée à huit années, on distingua les substances nuisibles de celles qui ne l'étaient pas; les confréries s'organisèrent.

Grâce alors aux sages édits de plusieurs souverains du temps, on vit apparaître des apothicaires d'un incontestable mérite.

Toutefois, cependant encore, les tromperies, les indiscrétions des apothicaires indignes de la corporation étaient punies par la perte de leurs *proficts*, par la fermeture de l'officine, et en cas majeur, par l'amputation d'une oreille.

Nous ne serions que médiocrement surpris, si, confiants encore aux systèmes astrologiques, alors en vigueur, nous eussions découvert que ces membres indignes de la profession étaient nés sous l'influence de *la Lune* qui domine *sur le larcin*, mais, pour l'honneur de la confrérie tout entière, nous aimons mieux admettre que : *in verbis, herbis, lapidibus et potionibus*, elle ne cédait qu'aux influences les plus honnêtes.

Les siècles suivants apportèrent, à la pharmacie proprement dite, leur somme de progrès.

Il n'est donc pas sans intérêt, croyons-nous, surtout dans l'état actuel des choses, où on attend une loi libéralement conçue qui viendra assigner au pharmacien français la place à laquelle il a droit dans la Société, d'esquisser à longs traits, après ce préambule, ce qu'il était déjà en 1600.

Sa condition dans le monde commence déjà mieux à se dessiner. — Ses efforts incessants se multiplient, l'ardeur semble être plus grande, et la fin du xviie siècle vit s'accomplir d'importantes modifications dans l'exercice de la pharmacie.

Une réaction honorable s'opéra enfin dans l'opinion publique sur la valeur de cet art, et la pharmacie tendit, de jour en jour, à devenir ce qu'elle devait être, et ce qu'elle est aujourd'hui, l'auxiliaire intelligente, et non plus l'esclave et la servante dédaignée de la médecine.

Avant la renaissance, toutefois, aucun apothicaire ne sort de l'ordinaire. — Un seul, Jehan Renou : *La perle des pharmacographes de l'Europe, dit* Louis de Serres, *l'unique démon de son pays de Normandie, en sa profession, et le lustre de ses compaignons de Paris,* fut le plus célèbre qui ferma le XVIe siècle (1).

(1) Les œuvres pharmaceutiques de Jean Renou, traduites par Louis de Serres ont été souvent réimprimées au commencement du XVIIe siècle.

CHAPITRE II

En l'an de grâce 1600, les fonctions du pharmacien étaient considérées, disons le mot: comme un *sacerdoce*, et comme une science dont les adeptes ne pouvaient sonder les arcanes, qu'après avoir donné les preuves certaines d'un savoir reconnu et d'une moralité bien *établie*.

On peut s'en rendre facilement compte en étudiant les rares publications du temps.

Déjà une nouvelle lumière se projette sur l'exercice de l'art pharmaceutique, et si toutefois une certaine emphase très ampoulée touche souvent au comique, elle cache sous ce travestissement quelques propositions d'un curieux intérêt. Les livres sont vraiment les thermomètres de la science, et pour cette raison, nous aimons à penser qu'il sera agréable aux pharmaciens actuels, de connaître le rôle que jouaient leurs ancêtres dans la Société à la fin du xvie et au commencement du xvii^o siècle.

Nos recherches bibliographiques nous ont fait découvrir des documents sinon inédits, du moins complètement inconnus peut-être par beaucoup d'entre nous. La pièce originale que nous nous proposons alors d'exposer est extraite d'un vénérable bouquin qui a pour titre :

« Le Grand Thrésor ou dispensaire et antidotaire spécial ou par-
« ticulier des remèdes servans à la santé du corps humain, dressé
« en latin par Jehan-Jacques Wecker, docteur en médecine de
« Bâle, et depuis enrichi d'annotations et nottes de plusieurs
« compositions par lui obmises ; et d'une infinité de secrets rares
« et précieux, tous des plus excellents autheurs de la médecine et
« pharmacie chymique, etc. »

Le tout traduit par Jehan du Val d'Issoudun.

Le traducteur dédie son ouvrage aux pharmaciens français; son début est solennel, et touche en quelque sorte à l'éloquence sacrée, il les nomme : Messieurs et Très Chers Frères !

Après avoir passé en revue et critiqué pour leur méthode, Paul d'Egine, Galien et Oribase, il ne trouve que Mésué comme ayant seul ne pas écrit confusément.

Il ajoute que tous ces savants précités engendrent *le Chaos* et que le dispensaire de Wecker est *le Summum de l'art*.

Aussi, il avoue l'avoir *lu* et *relu* et *ruminé* fort longtemps auparavant et y avoir remarqué qu'outre le bel ordre qui y est gardé par l'écrivain (qui commence par des préceptes généraux, et qui parachève par des exemples particuliers), il a suivi en cela le chemin des philosophes qui veulent que dans l'enseignement des sciences et des arts, on arrive à l'accomplissement de tout ce qui touche à la perfection.

C'est ainsi qu'a été conçu cet ouvrage, il s'en félicite, et s'adressant de nouveau aux pharmaciens français, il s'écrie :

Messieurs et très chers frères !

« Enrichissez donc maintenant vos boutiques de ce thrésor, afin
« que vos *apprentifs* y apprennent toute la théorie, et la pratique
« de la pharmacie ; outre de ce qu'il servira de tout dispensaire
« et pharmacopée, vous y trouverez comme dans un riche maga-
« sin plusieurs excellents et riches secrets, tant pour la confor-
« mation et la restauration de la santé que pour l'embellissement
« du corps humain ; lesquels il vous faudra rechercher avec beau-
« coup de peine dans les écrits de plusieurs bons auteurs d'où ils
« ont été laborieusement recueillis.

« Et puisqu'il plaît à l'Eternel de se servir de nous pour nous
« rendre dignes d'une *tant onéreuse* et *tant honorable* vocation, nous
« le supplions sans cesse qu'il favorise nos labeurs !

« Adieu.

« En notre Estude d'Issoudun, le 25 octobre 1600. »

Après cette protestation solennelle lancée *ex-cathedrâ*, et quelques préliminaires dans le même style, suit le dispositif du devoir du pharmacien.

En lisant simplement les 9 articles résumant les cas qui devaient régir la profession, et plus encore présider aux actions de la vie toute d'intérieur du titulaire d'une officine, après avoir étudié un par un les paragraphes, qui, comme les tables de la loi, étaient révélés à l'initié avant son début dans la carrière pharmaceutique, on est en droit néanmoins de se demander si tous y tenaient la main ?.:..

Cependant si l'on en croit les chroniqueurs du temps, nul ne devait les enfreindre, toutefois ils furent soumis à la sanction d'Henri IV, et approuvés, dit-on, en 1604.

Nous serait-il permis pourtant, à propos de ce commencement de renaissance de la pharmacie, de faire remarquer que ces élans vers une voie meilleure, quoique encore accablés d'un pédantisme excessif, ont eu cependant pour but de lui donner place dans l'organisation sociale ?

Cette honorable profession, qui n'était, dès le principe, ni

un art, ni un métier, et encore moins une science, attelée au char
soit d'un médecin juif, arabe, grec ou chrétien, était ambulante,
et changeait aussi complètement de physionomie, suivant les re-
cettes mal comprises, mal copiées, mal interprétées qui servaient
alors de Codex.

Aucune pharmacologie proprement dite n'existait, une seule
panacée était réputée d'une importance réelle : c'est nommer la
Thériaque, respectable confection, objet de concours publics, sujet
de poésies, de louanges excentriques.

Ce fut donc seulement à partir de la période qui nous oc-
cupe, c'est-à-dire vers la fin du xvie et dès le commencement du
xviie siècle, que les intérêts individuels aussi bien que les intérêts
généraux, reçurent des garanties mutuelles (1).

C'est ce que nous démontre assez bien, sous une forme bizarre
il est vrai, l'exposition des 9 paragraphes originaux que nous
transcrivons dans toute leur teneur.

(1) La pharmacie avait produit au xvie siècle une grande quantité de formulaires généraux et des traités spéciaux qui ont à peu près disparu des bibliothè-
ques. Seuls les catalogues particuliers en indiquent la date.

CHAPITRE III

Du Devoir du Pharmacien.

ARTICLE PREMIER

*Quelles choses sont nécessaires au Pharmacien pour le rendre tel
qu'il doit être.*

L'assistance du pharmacien est si nécessaire au médecin, qu'on
l'a appelé sa main droite, pour montrer qu'il ne peut rien faire
sans lui : mais il arrive quelquefois que par la faute du pharmacien
le malade est mis en danger de la vie, et le médecin court fortune
de perdre *la vie* de *sa vie* qui est sa réputation. C'est pourquoi, afin
d'éviter des inconvénients, nous devons faire savoir ce que doit
être un vrai pharmacien (1).

En premier lieu donc il faut qu'il soit si bien versé dans la
langue latine qu'il puisse entendre non seulement les ordonnances
des médecins, mais aussi les écrits de Dioscoride, Galien, Mésué,
Serapion et autres auteurs approuvés qui ont traité de la nature
et de la vertu des plantes et d'autres médicaments.

ART. II

Des biens de l'esprit dont il doit être accompagné.

Le pharmacien doit après cela savoir l'arithmétique, pour pou-
voir supputer les poids des simples médicaments, et connaître les
proportions qui existent entr'eux, afin qu'il puisse savoir exacte-
ment combien il en faudra de chacun, lorsqu'il sera contraint de
faire seulement la troisième, quatrième ou huitième partie de quelque composition.

Il faut aussi qu'il soit bien versé dans la connaissance des
simples et qu'il en recherche la description dans les auteurs les
plus approuvés. Qu'il cueille les herbes, fruits, fleurs, semences et
racines en temps convenable, les fasse bien sécher, les mette en
ordre, et qu'il sache en quels vaisseaux il doit et il faut conserver
chaque chose.

(1) Il est à remarquer que l'auteur ne se sert pas du titre d'apothicaire.

ART. III

Des biens du corps et de fortune.

Le pharmacien doit être libéral, non avare et avoir quelque modeste aisance afin qu'il puisse se loger commodément, et acheter des drogues les meilleures qu'il pourra trouver : autrement l'avarice l'introduirait à acheter des médicaments gâtés, cariés ou autrement corrompus afin d'en avoir de meilleur marché.

ART. IV

Quelle doit être la boutique du pharmacien.

Sa boutique doit être placée en lieu sain, qui ne soit pas exposé au vent, au soleil, ni à la fumée, que nulle mauvaise odeur ne puisse infecter, afin qu'elle soit propre pour placer et conserver diverses choses, car il y a certains médicaments qu'il faut préparer et conserver en lieux *soubterrains*, et d'autres en des lieux plus aérés et plus élevés.

ART. V

Quel doit être son jardin.

Un jardin lui est aussi nécessaire afin qu'il puisse trouver des herbes récentes, avec lesquelles on a ordinairement à faire les sucs, et y cultiver plusieurs plantes rares et étrangères; et y choisir un endroit exposé au soleil, pour y sécher, blanchir, et préparer tout ce que les médecins ordonnent d'être apprêté au soleil.

ART. VI

Quels serviteurs le pharmacien doit choisir.

Il doit choisir des serviteurs bien entendus en son art, et bien versés à composer les médicaments : fuir et mépriser les vagabonds, buveurs, débauchés et adonnés à d'autres choses deshonnêtes. Qu'il soit vigilant et avisé à bien dispenser les médicaments composés, et qu'il se donne bien garde de les faire à sa fantaisie, ou selon quelques dispensaires non authentiques, mais qu'il se serve des plus approuvés, qu'il les montre à quelques doctes naturalistes médecins, quand ils seront dispensés, afin qu'il voie et examine les ingrédients et rejette ceux qu'il trouvera ne pas être bons. Qu'il n'accomplisse pas témérairement les ordonnances qu'il ne comprend pas, et qu'il n'use point de *quid pro quo* sans l'avis du médecin, lequel il priera aussi d'assister à la confection *des opiats* et autres compositions d'importance, avec quelqu'autre homme d'honneur et de savoir, afin qu'ils soient comme témoins de son industrie et de sa fidélité. La composition achevée, le médecin (1) marquera le dessus du vaisseau, de l'année, de la date du mois et du jour où elle est faite, et le pharmacien la laissera fermenter pendant l'espace qui lui est prescrit avant que de la débiter.

ART. VII

Quels médicaments le pharmacien doit préparer en la présence du médecin?

Tous ces médicaments sont les grandes *confections*, les *électuaires*, surtout *les laxatifs, les opiats, les pilules.*

Parmi les sirops, celui qui est fait *de parte acida citri*, le *violat avec miel*, celui d'*endive composé*, de *fumeterre* aussi *composé*, de *myrtinus composé*, de *mentha major*, *de absynthio*, *de calamentho*, *de epithymo*, *de stœchade composito*, *de eupatorio*, *de hermodactylis* et *de lamina aromatica.*

Parmi les huiles : le *mélinum mastichinum*, *nardinum sampsuchinum*, *moschellinum*, *de hyperico*, *de capparibus scorpionum*, *castorei*, *de euphorbio*, *de costo.*

Pour les onguents : le *réfrigérant de Galien*, l'*onguent pectoral*, le *stomachal*, le *de Attanita*, *diapompholigos*, *nardinum apostolorum*, *egyptiacum*, *commitissæ*, *dialtheæ avec gommes.*

Des emplâtres : celui *de meliloto*, l'emplâtre *diaphœnicionis.*

Pour les cérats : le *gratia dei*, l'*oxycroceum* et *de pelle arietina*, etc.

(1) Il peut sembler singulier que le pharmacien de ce temps fût obligé de préparer certains médicaments sous les yeux et sous la surveillance d'un médecin, pour qui en ignore la cause. En 1868, j'ai eu l'occasion de noter dans un travail sur la *Pharmacie au moyen-âge et à la renaissance*, qu'à cette époque on suivait en France pour le commerce des drogues et les préparations pharmaceutiques la méthode italienne. — Les princesses originaires d'Italie, mariées à nos rois, avaient dans leur suite de leurs compatriotes, médecins, pharmaciens et parfumeurs. — Rien ne doit alors nous surprendre s'il s'introduisit en France une réglementation empruntée à leur pays, et dont sans nul doute, ils favorisèrent l'établissement. — Or, suivant en cela les principes pharmaceutiques arabes, il y avait chez les Italiens deux sortes d'officines : l'une où on fabriquait les médicaments sous le contrôle d'un médecin expert (*Officina confectionaria*), laboratoire, sanctuaire interdit au public; l'autre accessible aux chalands, où l'on vendait et débitait au poids les drogues, et où on exécutait les remèdes prescrits (*Officina stationnaria*). Voici donc alors pourquoi cette manière de faire fut prônée en France par les médecins et les pharmaciens attachés à la Cour. Elle y dura peu cependant, car pour s'affranchir de cette charge, on fit venir d'Italie les médicaments composés.

Le pharmacien ne doit pas accomplir les ordonnances qui ne
sont pas signées du médecin, ni ajouter, ni diminuer à celles qu'il
exécute; mais les faire purement avec conscience comme le docteur les a ordonnées, et doit prendre garde d'augmenter la dose de
quelque violent médicament, afin de faire croire que ses drogues
sont meilleures que celles des autres. Il doit faire les sirops en
temps convenable, et tirer les eaux distillées à petit feu et avec des
vaisseaux de verre.

ART. VIII.

*Le Pharmacien ne doit vendre aucune chose nuisible ou vénéneuse sans
l'avis du magistrat.*

Le pharmacien s'avisera pour ne pas garder trop longtemps les
poudres des compositions, il les fera toutes récentement, quand
il en aura à faire. — Il se gardera de donner des *breuvages laxatifs*
à qui que ce soit, ou de vendre des choses venimeuses comme
l'*arsenic* et le *mercure*, sans le consentement ou l'avis du magistrat, ou celui d'un docteur approuvé. Il ne vendra pas aussi
des narcotiques soit simples ou composés aux *indoctes empiriques*,
aux *barbiers, basteleurs, moines, prêtres, religieux, juifs* et *joueurs de
passe-passe,* sans pareille permission. — Il ne donnera pas aussi
aux vieilles ou *sages-femmes*, aucun médicament pour provoquer
les *mois* des femmes, ou pour faire avorter et *tuer leur fruit*, si ce
n'est que quelque docteur les ait ordonnés.

Enfin il ne fera rien à quoi l'induise l'*amour*, la *haine*, la crainte
ou la récompense.

Il faut aussi qu'il ait le jugement de ne pas trop faire de grandes quantités de médicaments composés, tant pour éviter les frais
que pour éviter qu'ils ne se gâtent, les gardant trop longtemps
chez lui.

Il ne vendra point de *cire* ni de *safran falsifié*, il visitera *dili-
gemment* sa boutique tous les mois, afin de la nettoyer, et repur-
ger de tout ce qu'il trouvera de corrompu et de pourri, moisi ou
gâté en quelque sorte que ce soit : car il doit avoir la conscience
si *bonne* et l'âme si *charitable* qu'il ne doit pas rechercher à faire
son profit au péril de la santé et de la vie des pauvres malades :
il doit considérer que la légère perte qu'il fait en ses médicaments lui causera quelque jour un beaucoup plus grand gain,
alors qu'on aura connu sa fidélité.

Qu'il ne persuade point aux malades de prendre les remèdes
autrement que le médecin ne les a ordonnés, comme font quelquefois les présomptueux, qui, pour paraître bien entendus, diront
que les remèdes que le docteur aura prescrits sont trop bénins,

et qu'il faut doubler la dose, ou qu'ils sont trop violents, et qu'il
faut la diminuer.

ART. IX

Il faut que le pharmacien soit marié!!!

Le pharmacien doit fuir comme *peste* tous jeux de hasard, éviter
les débauches, les avoir en horreur aussi bien que la *paillar-
dise*.

Car le jeu lui ferait négliger son art et l'empêcherait d'y vaquer,
l'*ivrognerie* lui pourrait faire commettre des fautes irréparables, et
les amours illicites l'induiraient peut-être à faire des *philtres*, des
venins, et autres choses abominables.

Il faut donc autant que possible, qu'il soit marié, et qu'il vive
modestement avec sa femme.

La propriété rend aussi le pharmacien fort recommandable, si
elle a pour compagne la douceur, la courtoisie, la miséricorde,
la promptitude envers les pauvres. Il faut qu'il se souvienne que
le Tout-Puissant regarde d'un œil de *Lynx* tout ce qui se fait ici-
bas, et qu'il peut donner de plus grandes récompenses à ceux qui
font bien qu'à tous les plus riches et les plus opulents de la terre !

Tel est l'exposé du devoir du pharmacien que nous avons trans-
crit dans toute son intégrité en supprimant toutefois l'orthogra-
phe du temps qui rend la lecture peu agréable.

On est dans son droit, tout en laissant cependant de côté des
lieux communs, dont la haute naïveté touchant au comique n'est
plus de mode aujourd'hui, de supposer que ceux qui se desti-
naient à l'exercice de la pharmacie, devaient jouir de beaucoup de
considération. — Si en effet ils se soumettaient à la règle, on ne
peut faire autrement que de les féliciter de leur honnête loyauté.
— Et ce *devoir* basé sur de tels principes, dénote toute la réelle
importance attribuée à la profession de pharmacien depuis bien-
tôt quatre siècles.

Du reste il est facile de se rendre compte de cette importance,
en poursuivant l'analyse de documents que nous avons entre les
mains. — L'estime réciproque existait entre les docteurs, les
pharmaciens et la magistrature.

Les rapports entre ces divers personnages ne semblaient avoir
qu'un but : faire respecter la corporation, et en éloigner autant
que possible les *gens indignes et les parasites*.

Aussi voit-on les médecins ne pas *pactiser* avec les pharmaciens
pour avoir part à leur profit, et ne jamais anticiper sur leurs
vacations! (sic).

La visite, ou inspection des officines se faisait deux fois par an,
dans le but de rechercher ce qui était faux ou falsifié et pour *re-*

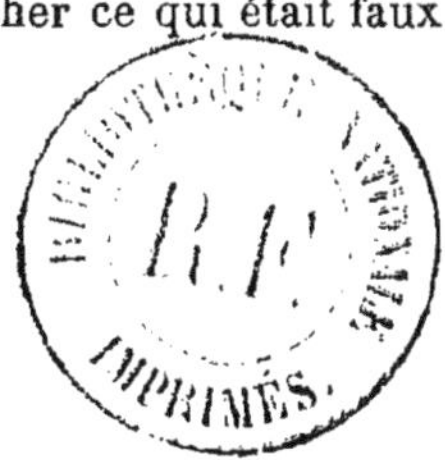

purger des choses inutiles. — Deux médecins, choisis parmi les plus anciens, étaient délégués à cet effet par les magistrats.

Ces derniers veillaient avant tout à protéger les pharmaciens reconnus *capables, diligents* et *fidèles*, d'empêcher l'établissement de nouvelles boutiques réputées inutiles, et que les épiciers-droguistes n'anticipent point sur la pharmacie.

Quelquefois il arrivait que les pharmaciens étaient exemptés des *Daces, impôts, et autres charges* que supportaient les autres citoyens afin que, soulagés et déchargés de ce fardeau, ils puissent plus facilement vaquer à l'exercice de leur art. *Quantum mutatus ab illo* !

On doit reconnaître aussi que, si les pharmaciens trouvaient appui auprès de la justice, les médecins jouissaient des mêmes droits, car plusieurs ordonnances royales ne permettaient pas l'exercice illégal de la médecine; et nul ne pouvait exercer, s'il n'avait pris ses *degrés* en *quelque fameuse* et *florissante université*.

De même que pour les pharmaciens les ordonnances garantissaient les médecins de tous *charlatans, coureurs, empiriques, ignorants* et *tous effrontés* et *affronteurs* qui entreprenaient la *guérison des maladies dont ils ne connaissaient pas les causes ni l'essence* !

Dès 1591, en effet, les statuts de la corporation furent confirmés par le Roi Henri IV et en 1607, l'assemblée soumit à sa sanction la pièce intitulée le *Devoir du pharmacien* qui fut imprimée ou qui devait l'être sur les formulaires et dispensaires des pharmaciens du royaume.

Comme, en toutes choses, il faut considérer la fin, nous pouvons entre nous nous demander, si nos puritains collègues de l'époque se conformèrent aux articles de *ce devoir* ? *that is the question* !

Nous aimons à penser qu'assurément oui il devait en être ainsi pour les charges, observations, voire même recommandations, en ce qui touche le côté vraiment professionnel.

Mais à l'égard de certain précepte qu'il nous soit permis d'émettre un doute, et peut-être même d'admettre une certitude.

N'est-il pas dit dans l'Évangile, que *l'esprit est prompt et que la chair est faible* ! Cette vérité, nul ne cherchera à la contester, pas plus que nous ne condamnerions au pilori l'apothicaire à l'âme sensible, se laissant tendrement saisir par hasard dans les filets du *petit Cupidon*. — *Est modus in rebus*, et suivant l'article 9, représentons-nous son intérieur orné d'une charmante compagne, aux soins prévenants, et à esprit agréable, lui évitant les occasions de fabriquer des *Philtres*, des *venins* et autres choses abominables. — De cette façon nous pourrons supposer en leur temps les confrères bons *pères*, bons *époux* et... *bons Apothicaires* ! Si l'on en croit la chronique, la publication de ces documents fut bien accueillie.

La traduction du *Thrésor, dispensaire et antidotaire*, volume compact de 1536 pages, dédié aux pharmaciens français, reçut la même faveur, en en jugeant par les félicitations qui furent adressées à l'auteur, non seulement en prose, mais encore en vers :

> Le Thrésor que vous découvrez
> Aux yeux de toute nostre France
> Fera que toujours vous vivrez
> Malgré l'ennuic et l'oubliance.

On ne saurait être plus aimable !...

O heureux temps de l'âge d'or, et de la poule au pot, où les pharmaciens bénéficiaient de l'un et mangeaient de l'autre, votre souvenir n'est plus qu'une ombre disparue depuis longtemps sous le poids de quatre siècles !

— Nous, vos collègues du temps présent, n'aurons jamais des petits neveux, et surtout des successeurs qui pourront en dire autant de l'époque actuelle.

Emile GILBERT.

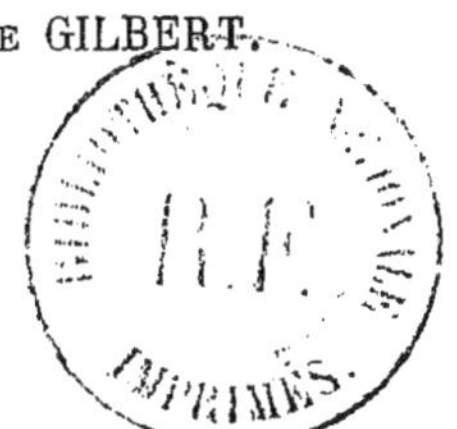

43308   Imp. Vᵉ RENOU, MAULDE et COCK, rue de Rivoli, 144.